Nursing Today
ブックレット・05

一般教養としての「看護学概論」

◉目次

はじめに——3
なぜ、一般教養科目に「看護学概論」か——9
「看護学」との遭遇／四大教育の名門で学んだ幸運／学友に見た看護学教育の威力
果たして、今どきの大学生は「看護」を認知したか——20
一般教養科目で開講、「実学」のススメ／メインディッシュを濃い目の味付けで
どんな人生が幸せか／「目」と「手」と「あたま」で吸収する／「看護学概論」が賞をもらってしまった
すべての人々に看護学のエッセンスを——53
他学部生への講義から得たもの／「看護学」をもっと、社会へ伝えたい

JN095227

看護とは、看護学とは何か——。

神経生理学者から看護学者へと転向した著者は、それを「人生を豊かにしてくれるもの」と考えます。だとすれば、看護のエッセンスがぎっしりと詰まった「看護学概論」は、今後、誰もが当たり前に携えておくべき〝生きる知恵〟といえるのではないでしょうか。

本書では、総合大学の一般教養科目に「看護学概論」を位置づけ、医療・看護に馴染みのない学生たちをも惹き付けた講義の実際をご紹介します。〝濃い目に味付け〟したという授業の展開例は、看護関係者の参考書としてだけでなく、人々の「学び」について考えるうえで、魅力的な読みものになっています。

（編集部）

はじめに

看護婦から看護師――一人前の専門職へ

日本人は「看護」という言葉で何を思い浮かべるだろう。中高年層なら「ナースキャップを被った看護婦さん」を想像するかもしれない。というのも、わが国では看護師は長い間「看護婦」と呼ばれていて、「白衣の天使」はその代名詞であった。ところが、一九九〇年代になると、キャップは衛生的でないことが科学的に実証され、臨床の場から次第に消えていった。ちょうど時期を同じくして国の雇用機会均等化施策が始まり、これを受ける形で二〇〇一年に法が改正されて[注1]、「看護婦」はジェンダーニュートラルな専門職名である「看護師」となった。看護関係者の多くが、「これでやっと看護婦も（一人前の専門職として）社会に認められた」と感じたことだろう。

そうした時代の流れは「学問」としての看護学の進歩とも連動していた。一九五二年に高知女子大学（現・高知県立大学）にわが国初の看護学科（四年制大学における看護学教育の場）が設置されたことは、日本の看護学教育史において画期的な出来事であった。ただ、その後、約四〇年もの間、看護系大学は十一校を超えることはなく、看護師の養成は各種学校や短期大学など、三年課程の教育機関が担っていた。ところが、保健・医療・福祉の進歩や大学進学率の上昇などの時代背景により、一九九〇年代に入って看護系大学の数は激増し、今では「看護」と名がつく学部や大学は一都道府県に複数校あるのが当たり前になった【注2】。

なぜ「看護（学）」を学ぶのか

さて、話を戻すと、ことほど左様に人口に膾炙してきた「看護」だが、それならば、今の日本人は「看護（学）」というものをどの程度「理解」しているだろうか。ＩＴ化の進んだ現代、大学受験で看護系大学を志望校に挙げる高校生が果たして「看護（学）とは何か」という問いに正解できるだろうか。懐疑的な問いかけだが、長年、看護系大学の教員を務めてきた自分をしてそう言わしめる理由がある。筆者は入試面接のほかに、大学が主催する進学相談会で保護者や高校生との面談を担当してきたが、なぜ本学を志望するかという問いに彼らは口を揃えて「看護師になるため」と答える。そこであえて「卒業して看護師として二、三年働いたら、大学院に進学して看護学者を目指すという選択肢もある」と伝えると、保護者も高校生も一様に意外な顔をする。そもそも大学とは本来学問を追究するところなので、看護学部や看護学科に入学した学生もヒューマンサイエンスとしての「看護学」（という学問）を学ぶことになる。

筆者は前職の岡山大学で、入学したての一年生に、専門科目「看護学原論」の講義を担当してきた。毎年、第一回目の講義時間には、めでたく合格し希望に満ちた新入生たちを前に、こちらもまた彼らに看護学のエッセンスを伝える責任と喜びを実感しながら、「皆さんが本学で学ぶ第一の目的は何ですか？」と必ず問いかけてきた。すると、全員が「看護師になること」と、うち数名がさらに（卒業後の進学意向を含めて）「助産師」「保健師」と答えるのが常で、（看護学が進化を遂げる中で）開講十年目（二〇一八年）に至っても変わらなかった。これは地方都市だけの現象なのだろうか。

たしかに、医師になるために医学部に入学するのと同じで、それらは正答といえるだろう。受け入れ大学でもアドミッションポリシー［注3］やディプロマポリシー［注4］に、必ず専門職育成のための要素を掲げている。ただ、看護学系の学部・学科は、他の純粋科学（人文科学・社会科学・自然科学などの基礎科学のこと）と同じ四年間の教育課程に置かれ、いわゆる一般教養科目も他学部の学生と一緒に学修するし、学部卒業後に大学院［注5］に進学すれば学者になる道も用意されている。さらに教育内容からいえば、教養・専門科目を通して看護学ほど教育カリキュラムの中に学際的コンテンツが詰まった学問分野はない（二〇頁〜参照）。

強引かもしれないが、看護学教育課程は看護実践に直結する科目を除けば、残りはすべて他の学問領域からの理論応用で成り立っているといえよう。こうした教育を受けた看護学生が四年間でどのように成長するか、想像していただきたい。結果として、特殊技能さえ求められなければ、看護以外の大抵の職業に就ける人材が育つ。たとえば、看護系大学を出て看護師免許を取るのだとしても、警官やアナウンサーになる目的をもって入学する学生がいても不思議ではないわけだ。しかるに、二つの看護系大学での四半世紀の教員生活で出会った中で、「学者になりたくて入学した」という学生は、たった一人だった……。

「看護学概論」はすべての人が生きていくための必須科目

悲しいかな、日本では「看護学」は世間ではまだ学問として認められているとはいえない。大学化がこれほど進んだというのに、である。その理由は、看護の歴史的背景も関係するだろうが、そもそも「看護（学）」という概念自体の巨大さ、カオス性にあるように思う。言い換えれば、ちょっと聞きかじっただけでは理解に達しない、ひと言で表現しにくい、深く複雑で大きすぎる概念なのだ。

筆者は三十路を過ぎて看護界に入ったが、看護学生時代、看護師時代、そして大学教員になってからも絶えず耳にしてきた言葉に「看護観」というのがある。看護師になって一年目、新人研修でいきなり「あなたの看護観を書きなさい」というレポート課題が出されたときは本当に弱った。若い同期たちは皆、訓練してきたのか用意があるのか、さほど悩んでいないようだったが、（神経生理学者気質がまだ勝っていた）筆者は大変困った。ほんの数年前までは、看護についてほとんど無知だったし、大学で四年間学んだとはいえ、看護観をものするほどの理論には正直、まだ習熟していなかった。「看護（学）」について自分なりに納得のいく説明ができるようになるのは、看護実践の最前線で過酷な三年間を駆け抜けた後に教育・研究職に励むかたわら、看護（学）に関係するさまざまな仕事に従事するようになってからだ。

ちょうどその頃、ベテランの退職教授から「看護学原論」の講義を引き継ぐことになった。看護大学入学から数えて実に二四年目のことである。今でも自分が看護学をどれだけ的確に掌握しているか自信があるわけではない。ただ、看護が世界にとって不可欠な素晴らしい専門職であり、看護学のエッセンスを詰めた科目、つまり「看護学概論」は、すべての人が生きていくための必須科目であるという認識は正しいと思っている。そして、自身の経験から、世の中の人が皆「看護（学）」の意味と意義を知れば、知る前よりも人生がずっと豊かになるような気がしてならないのだ。日々世間を賑わす不幸なニュースを見るたびに、そう思う。

＊

以上が、本書の執筆を引き受けた理由と経緯である。母校の高知女子大学では、あまりにもかけ離れた学問世界に戸惑う筆者を先生方はよそ者扱いにするのではなく、「あなただから見えるものがあるはず」と終始励ましてくださった。それまでの男社会に辟易していたせいか、看護とは何と柔軟で寛大なのだろうと、感動すら覚えたものだった。筆者が今日あるのは、偉大な看護学と看護学者の支えがあったからこそと思う。

本書は、看護関係者である／ないにかかわらず、また看護学に興味がある／ないにかかわらず、すべての方々に向けて発信したいという思いで執筆した。これから社会に出ようという、大学生諸君にはぜひ目を通してほしい。さらに、（岡山大学ではなぜか履修対象から外れていた）「医学生」には特に読んでほしい。本書が目指すところは、二〇一七年十二月から翌年の二月にかけて、筆者が岡山大学の教養教育科目の一つとして授業を担当した「看護学概論―人と健康をつなぐ科学―」の目的と概要を紹介することを通して、すべての人に看護学の意義を知り、魅力を感じていただくことである。特に二五頁以降は受講者になったつもりで読んでいただければ幸いである。

［注1］：一九八五年に「雇用の分野における男女の均等な機会及び待遇の確保等に関する法律」が制定され、わが国で雇用機会均等化が進む中、二〇〇一年に「保健婦助産婦看護婦法」が「保健師助産師看護師法」に改定された。これにより、翌年三月から男女ともに「看護師」という名称に統一された。

［注2］：一九九二年に「看護師等の人材確保の促進に関する法律」が制定されて以降、看護系大学は急速に増加した。二〇二〇年五月には、一九九一年以前の十一校（教育学部設置の養護教員養成課程を含む）から国公私立合わせて二八七校にまで膨れ上がり（文部科学省資料より）、一学問分野の大学数としては上位を占める存在になった。

［注3］：admission policy――大学が、自校の特色や教育理念に基づき、どのような入学生を求めるかという方針を表したもの。

［注4］：diploma policy――学生が卒業時に修得すべき能力を示す、大学の学位授与方針。高等教育で用いられる。

［注5］：看護系大学院では博士課程を前期二年、後期三年とする区分制が採用されている。前期課程は修士課程とも呼ばれ修士号の学位が、さらに後期課程修了後は学位審査を経て博士号が付与される（中央教育審議会資料、二〇〇九年）。

なぜ、一般教養科目に「看護学概論」か

「看護学」との遭遇

筆者は神経生理学者から転職を決意するまでは、看護(学)について考えたことがない。その頃、「看護」から浮かぶイメージは「白衣姿の優しい看護婦さん」だったし、恥ずかしながら、ナイチンゲールとマザーテレサの違いもよく知らなかった。それゆえ、筆者がなぜ、本を書いてまで看護学を世の人々に伝えようと決意するに至ったのか、その経緯に触れておくべきだと思う。少なからずプライベートな話になるが、ご容赦いただきたい。

小学生から神経生理学者まで

筆者は小学生の頃から理科(科学全般)が好きで、中学生の頃は天文学者になりたかった。高一に

なって時実利彦《ときざねとしひこ》氏の『脳の話』［注1］に感銘を受け、大脳生理学をやりたいと思うようになった。生理学者になってからわかったのだが、当時、その近道が実は医学部に入ることだとは誰も教えてくれなかったし、医師志望でもなかったので、岡山大学で生物学を専攻した。もし医学部に進んでいたら、この本の執筆はなかったはずだ……。

大学入学当時の一九七〇年代はまだパーソナルコンピュータが普及する前で、分子生物学の黎明期だった。自然科学は非常に細分化されて発展してきたので、ひと口に生物学といっても専門領域は多種多様である。生物学科の専門科目で最も興味を引かれたのが電気生理学［注2］だったので、卒論では迷わず動物生理学講座を希望した。それは、図らずも、卒後、某医大の生理学教室で助手職に就くことにつながるのだった。

当時は自然科学領域といえどもまだ博士課程を設置する大学院は少なく、岡山大学理学部もしかりだった。それゆえ、専門が基礎医学系なら、修士号までの大学院に残るよりは、助手の職を得て基礎医学系の研究室に入るほうが研究環境としては圧倒的に有利だった。

神経生理学者からの転職

さて、医大の生理学教室では大型哺乳類（主にイヌ）を使った自律神経反射機構の解析に従事することになった。一九八〇年代の日本は、大学がまだ狭き門の時代で、学生にも研究者（特に理系）にも女性は稀有な存在だった。生理学教室には過去に女性教員が在職していたらしいが、全員が結婚を機に退職していた。

研究職に就いて数年も経つと、案の定、一見、平穏に過ぎていく日々の背後にアンフェアな学者社会が存在することに気づき始めた。懇意にしてもらっていた有能な女性解剖学者が露骨に冷遇されるのも見た。その人は、ほどなく国立大学からヘッドハンティングされた。

そろそろ論文も増え、神経生理学者として生きていく覚悟ができ始めた頃、教室に米国留学の話がきた。英語が唯一の趣味で、国際誌への論文投稿にも慣れてきたところだったので、自分も当然候補に挙がると思って待機していた。ところが、（理由は知らないが）年長の男性研究者が断ると、その話は消滅してしまった。「穏便な教室運営のためには何事も男性から」というのが常識だった時代の、実に不幸な出来事だった。それを契機に、自分がおかれている状況や将来について真剣に考えるようになった。

そんな折である。たまたま通勤途中のカーラジオから「三六歳で中国語通訳を目指し、十年後の現在、日中友好で活躍する女性」の体験談が流れてきた。三十路を過ぎたばかりだった筆者には、この話はとても刺激的だった。それまで考えもしなかった「転職」という言葉が、このとき頭をよぎった。

〝ケセラセラ〟から看護学への誘《いざな》い

幼少期、隣家に高校生の姉妹がいてよく遊んでもらった。引っ越しても成人しても家族ぐるみの付き合いは続き、姉妹からは人生の転機ごとに葉書も届いていた。お姉さんのほうは薬科大学へ進んで薬剤師となり、妹さん（A氏）は四国の〝ユニークな〟大学に進学して教職に就いたらしかった。A氏は子どもの頃から世話好きな人で、たまに電話もくれていたので、転職を思い立ったとき相談してみた。彼女は当時、養護教諭を経て短期大学で保健学の教鞭を取っていた。とりあえず会うことになったので、和文の論文を二、三編、手土産にお宅を訪問した。そこでおそらくは生涯で初めて、「看護学」という言葉を聞いたのだった。「高知女子大学」という大学名もそのとき覚え、その日のうちに、筆者が看護（学）系の学校を受験する、ということで話が決まった。帰り際にA氏から、「看護も面白いよ」と言われたのを、今でも鮮明に覚えている。ただ、職場での男女不平等に失望していたときだったから、看護師と保健師の免許が取れることは魅力だった。

それから一年後に受験（共通一次試験の最終年）することになった。高知女子大学のほかに県内の看護専門学校の情報提供や教授陣への紹介に奔走くださったA氏には感謝してもしきれないほどだが、当時は人としても未熟だったし、〝ケセラセラ〟（なるようになる）という気分だったので、全面的に甘えさせてもらうことにした。そう、神経生理学者から看護（学）者への転機を、（乗り切ったという感じではなく）ただベルトコンベアーに乗って通過したのだった。

それから六、七年経った頃に、A氏から看護系大学教員になるオファーを受けることになろうとは、そのときは夢にも思わなかった。しかし、日本の看護界の正流を見てきたA氏には、筆者がそこで生きていけるかもしれないと直感するものがあったのかもしれない。

四大教育の名門で学んだ幸運

受け入れられ、学びが始まる

満開の桜の中、高知県立高知女子大学（以下、女子大）の入学式に臨んだ。入学後しばらくは、現役学生とは事務手続きが少々違うところもあって、何かと面倒な存在だったように思う。何人かの教授から思いがけず、家庭教師先を紹介されるなど、プライベートでもしばしば助けていただいた。国立の総合大学との違いも興味深かった。女子大は当時、二学部六学科［注3］の小ぢんまりした大学で、現役時代に広大なキャンパス内を、自転車を飛ばして（一般教養の）次の講義に臨んだ岡山大学とは比較にならなかった。看護学科の一学年定員は二〇名、教授から助手（今の助教）まで計十三名の先生方（全員女性）がいた。その頃になると、母校の岡山大学を含め全国の理系大学院の博士課程設置が進んでいたが、看護学教育は大学化する前だったから、女子大の先生には学位取得のために海外留学した方もいた。

今では珍しくないと思うが、筆者は女子大開学以来の初の大卒学生だったから、キャンパス内でのエピソードは枚挙にいとまがない。心理学の講義では、講義後に担当教授から「学位取ったんだってね。次回からは（あんたが）教壇に立ったらいい」と、嫌みというより真剣な面持ちで言われた。また、憲法学の教授（こちらは東大卒の白髪の淑女で、後に学長になられた）に「この中には衆議院どころか、参議院議員に立候補できる人もいますねぇ」と年齢を公表され、気恥ずかしかったものだ。その後も教授はたびたび「頑張りや」と激励してくださった。

病院実習が待ちきれない

看護学科での講義は新鮮だった。理学部では人文科学系の講義は一般教養科目としてわずかしか履修できなかったから、人間の心理や行動を扱う学問領域は興味深かった。専門科目では、注射などの手技訓練（ケア技術演習）の準備学習として、さまざまな看護理論と看護方法論（ケア技術理論）を学んだ。まだエビデンス（研究論文）が少ない時代にしては、どの講義も系統的で洗練されたものだった。なかでも圧巻だったのは、スツールに腰かけた学生が移動式黒板を囲む、という授業スタイルの、「術後患者のケア方法論」だった。教授は黒板の真ん中に立ち、そこにまずポツンと一人、オペ室から集中治療室に入室した患者を描く。次に、かろうじて読めるほどの小さな字で、色とりどりのチョークを使い分けながら、何本もの点滴ルートや輸液ボトル、廃液ドレーン【注4】に尿バッグ、医療機器や記録シートなどが、注釈を付けて次々と黒板に描き込まれていく。蚊の鳴くような小さな声に加えかなりの早口なので、筆者も前列に椅子を割り込ませ聞き耳を立てた。あっと言う間に、畳ほどの大きさの黒板は文字と絵と線で満杯となる。消されては大変なので皆、必死でくらいついた（今ならスマホのカシャカシャという音が鳴り響くところだが……）。

こうした座学と並行して、臨地実習（病院や地域など実際の看護実践の場で、教師と看護師の指導を受けながら看護体験をする実習）に出る前に学内でまず、基礎的なケア手技を習い、訓練する。技術訓練科目は演習科目に位置づけられ、一、二年次に履修する。学生同士が交代で患者・看護師役をやりながら、さまざまなケア技術に習熟していく。もっとも、免許取得前なので、侵襲的な技術（注射や採血、導尿など）は、身体の部分模型（腕や陰部）をベッドの上に置いて、実践さながらに学修する。およそ大学という教育機関で、何十台もベッドが並ぶビッグサイズの演習室（看護学実習室）をもつ学部・学科は看護学系だけだろうと思う。さらに自然科学の実験と異なるのは、ただ単位を取ればよいのではなく、一定レベルまでケア技術に習熟しておく必要がある、ということだ。国家試験に受かれば卒業後に看護職に就くことが確約されているからだ。

看護学の座学と学内技術演習を積むうちに、一日も早く臨地実習に出たいとムズムズしたものだ。筆者ほどではないと思うが、クラスメートも皆同じ気持ちだったと思う。女子大では、臨地実習に出るとき初めて大学規定のナースユニフォーム【注5】があてがわれる。ユニフォームを着ると責任感で身が引き締まったが、大学や研究職時代の実験着を着るのとは違って、不思議と「着る楽しみ」というのもあった。さらに、臨地実習の主たる課題が科目にかかわらず一貫してケーススタディ・レポート【注6】だったから、それも魅力だった。しかし、後に教職に就いてから知ったのだが、一般に、（これは看護教育上、好ましくない傾向であるが）看護の臨地実習は必ずしも「楽しみで仕方ないものではない」らしいのだ（これは今も昔も、である）。女子大が臨地実習を楽しみにさせた理由は、高知県が看護先進県であったということに尽きると思う。ズバリ言えば、「（四大生を目の敵にするような）恐ろしい看護師さん」という存在は高知にはほとんどなかった……。学外施設では最初は緊張するが、臨地の学習環境は概して素晴らしかった。病院はもちろん、老人保健施設や役所、どの臨地実習先でも看護系のトップはたいてい女子大出身者で、女子大教授陣の教え子であった。当然、看護系職員の多くも女子大ＯＢだった。つまり、高知女子大学には、全県挙げてバックアップする看護学教育体制が整っていた、と言っても過言ではなかろう。

学友に見た看護学教育の威力

良識や人間力を育む教育

看護学科に入学して、二年目ぐらいに「あること」に気づき始めた。「看護学」の偉大さを認識するには四半世紀もかかったのだが、「それ」には比較的早く感づいた。「それ」は、クラスメート（看護学生）たちに見た、四年間における魔法に掛けられたような「人間的成長ぶり」だった。

思うに、「それ」に気づくという体験は特殊なことだろう。つまり、三十路を過ぎ、学生や社会人の経験があり、ひと回り以上離れた十八歳たちと机を並べて「看護学」を学修し、臨地実習のような社会学習を彼らと一緒に体験したから気づくことができたのではないか。というのも、「看護学生の人間的成長ぶりは、他学部の学生に比べて、目覚ましいものがある」という話は、看護学科の先生方からも、「看護も面白いよ」と、看護学への道を勧めてくれたあの〝お姉ちゃん〟からも、聞いたことがなかったからだ。もともと看護（学）を目指し、長年の間一貫して看護（学）に携わってきた方々には、本質的に気づけない部分があるのかもしれない。

「この気づき」というのは微妙な感覚で、最初に「え？」と思うことがあり、しばらくした頃に「やっぱり」となり、やがて「なるほど」と確信に変わっていく、そういう体験である。このような他者の言動の見方、とらえ方は、女子大で培われたものだと、筆者は思う。看護学のテクニカルターム（術語、専門用語）では、それを「アセスメント技術」[注7]という。その技術を習得するには、さらに「クリティカルシンキング」[注8]という考え方が必要である。そしてさらに、これらに加えて、「発達理論」「対人関係理論」「コミュニケーション理論」など、「人間とは何か、人生とは何か」を考える講義を受けたことも、筆者の「気づき」を促したと思う。

それはどんな感覚かというと、日々のキャンパスライフの中で、クラスメートたちとの距離が短縮していく実感だけでなく、「尊敬」や「共感」といったものが帯同する友情の進化を体感する、とでも表現しようか。驚くべきは、その深さ、強さとともに、スピードと、何よりその「確実さ」だった。友情とともに信頼感が深まるので、疑念を抱くことがない。変化に気づき、対処し合おうとする行為が日常的にみられる。（まだ敬語で話しかけてくる学生もいたが）一年の終わり頃には、全員に対してこうした友人関係ができていたので、とても居心地がいいのだった。ちなみに、同じ女子大生でも、文学部や生活理学科の学生には土佐弁と同じぐらい豪快で威圧的な印象を受けた。理学部時代を振り返っても、クラスメートや先輩と何年も交流してきたわりに、自分を含め、人間関係はごく表面的だったし、（憧れの女性技官を除いては）影響を受けるほどの人格者もいなかった。研究者の世界がそうなのかもしれないが、研究のこと以外は子どもじみた考えの人も少なくなかったと思う。けだし、看護の基礎教育というものは、知らず知らずのうちに、「常識や良識」「人間力」を強化していくのだろう。筆者自身も看護学を勉強し、臨床経験を経たのち、岡山の看護系大学で教職に就くために実家に戻ったとき、家族から「変わったね〜」と言われたものだ。自分では気づかなかったが、ひょっとすると、看護（学）の修行を積むうち、あのクラスメートたちと同じように、人間的に成長していたのかもしれない。

看護学生は就職には困らないが、国家試験に合格することが絶対条件になる。そういう意味では、看護学生の学業に対する意識も意欲も高い。看護学という学問を学ぶことと並行して、保健・医療の実践現場でも体験学習を積み重ねて、望ましい専門職者に養成されていく。その結果として、看護学生は、他のどの学部・学科の学生よりも、寛容で人間性豊かな大人に成長していくのだろう。つくづく看護学教育の威力は素晴らしいと思う。筆者はこの実感と感動を、とりわけ今の日本中の大学生に伝えたい、否、看護学のエッセンスを学修してほしいと切望するのである。

【注1】：時実利彦（一九〇九～一九七三、東京大学名誉教授）著の岩波新書、一九六二年刊。時実博士はわが国に電気生理学的手法による実験脳生理学を導入した神経生理学者。自然科学領域では本書は当時ベストセラーの一つだった。

【注2】：神経細胞や筋細胞の電気的性質から生理機能を解明する生理学の一部門。特に神経生理学は電気

生理学的研究によって発展してきた。一九七〇年代から八〇年代にかけて細胞膜電位記録技術が進歩し、生体内情報伝達機構としてのイオンチャネル、受容体など分子レベルの研究が進められている。

［注3］：前身は一九四四年に設立認可された高知県立女子医学専門学校である。一九四九年、高知女子大学設立、一九五二年、家政学部に看護学科が増設され、その後学部・学科が増設、改称されていった。

［注4］：術創に挿入した極細のチューブを体外に開放したもので、術後の滲出液や血液が体内に貯留しないように毛細管現象を利用して体外に排出させる。

［注5］：看護学生用にデザインされたものであり、学校ごとに異なるので、同一施設で同時に実習していても、どこの学生かユニフォームで区別できる。当時はナースも看護学生も、白のワンピースとキャップが一般的だった。

［注6］：case study──研究デザインの一つで、対象のもつ特定の問題に注目して研究課題を設定、研究計画を立て、その対象のケア経過を詳細に記述し、分析する。女子大では臨地実習ごとにケーススタディ・レポートが課された。

［注7］：assessment──看護実践では対象の多角的情報から看護問題を抽出する過程をアセスメントという。特に病気でない人に行う場合はヘルスアセスメント（health assessment）と呼び、身体的・心理的・社会的な健康状態を調べる。

［注8］：critical thinking（批判的思考）──日本語では他者を批判するようなニュアンスが感じられるので、通常、原語のまま用いられる。正しい意味は「常に自分の考えを振り返って先入観や偏見がないか吟味し、他者の見解と比較・検討しながら、より客観的見地から自分の考えを見出していくこと」で、研究や実践活動を行ううえで不可欠な思考法である。

果たして、今どきの大学生は「看護」を認知したか

一般教養科目で開講、「実学」のススメ

基礎科学と実践科学

学問体系の基礎となる理論的研究は基礎科学（basic science）と呼ばれる。基礎科学に対する用語として応用科学（applied science：実用科学、または実学ともよばれる）[注1]があるが、看護学はこの応用科学の一分野に属する。ただ、看護が実践（practice）[注2]を重んじることから、看護界では一般に「実践科学」と自称することが多いようである。これを明快に解説した記述が、聖路加国際大学が設置したウェブサイト「看護ネット」[注3]にある。それによると、看護学が実践科学といわれる理由は「看護という実践の場面を対象としているため」で、看護学は、「学問体系（知的）と実践体系（技

術)の両面を持ち合わせ」た「人間を直接対象にした学問であり、人間の健康現象を取り扱」うとある。まさにズバリ、これ以上説得力のある解説はなかろうと思う。

凡《およ》そ学問というものは、古代ギリシャ時代から今日まで、より細分化する方向へ発展してきた。生物学を例にとると、人間(human being)は生き物の一種(*Homo sapience*)なので、生命現象のメカニズムを明らかにするには、究極的には分子レベル、遺伝子レベルで研究することになる。この方法論的大原則に則《のっと》って基礎医学研究は進歩し続け、その成果が、遺伝子治療やヒト・iPS細胞を用いた再生医療などを実現させてきた。ところが、基礎研究と臨床との間には、実際には大きな溝がある。ラボ(実験室)で得られた結果は、ヒト以外の組織や細胞を使って分子レベルの単純化された制御系で得られたものにすぎないので、人体への危険性や倫理的問題をクリアするための膨大な実証研究の裏づけが不可欠だからである。最近、そのギャップを少しでも埋めようと、基礎医学の研究成果を効率的に実用化することを目的とする〝橋渡し研究(translational research)〟[*1]という医学の新しい研究領域まで誕生したほどだ。

大学の講義室で聴く自然科学(純粋科学)は理路整然としてシステマティックだ。少なくとも理学部生時代の筆者には、それは大変心地よかった。しかし、一歩教室を出ると、実社会という、学問とはまるでかけ離れた(ように見える)別次元の世界に戻った気がしたことも確かだった。

＊1 Ledford Heidei: Translational research: the full cycle. Nature, 2008 Jun 12; 453 (7197): 843-5. doi: 10.1038/453843a.

看護学の〝弱み〟を武器に

ひと口に〝人を対象とした、健康現象を扱う学問〟といっても、看護学研究に打って付けの、〝これぞ〟という方法論は今もって確立されていない。現象を細分化して分析することで成果を挙げてきた自然科学者に言わせれば、巨大な多細胞生物である人間を、まるごと生きたままで（心も体も、状況や環境さえもすべてひっくるめて）、しかも今、まさに生活している只中《ただなか》で扱うような研究方法など不可能だ、ということになろう。看護学が学界に軽視されがちな理由の一つは、これまでの研究方法論が適用できない（つまり、探究の手立てがない）ことである。本書では詳細は割愛するが、そんな中でも看護学は、既成の学問から導入した多くの理論を看護にフィットする形で確立し、研究や実践に活用してきた。そのようにして産まれた「事例研究」や「質的研究」は看護学研究に特徴的な研究デザイン（研究種のこと）といえよう。伝統的な量的研究デザインを使う一方で、これらを駆使しながら、看護学研究者は難解な課題に挑み続けている。

けだし、ヒトの脳の働きの全容が解明され、頭部に触れただけで他者の心がわかるような時代でも来なければ、ＡＩナースは出現しないだろう。看護は、それほど複雑かつ煩雑で、デリケートな仕事である。人と健康をつなぐ科学の一領域として、看護学教育では、看護実践の遂行に必要な、〝ヒトの体と病気〟〝人間の心理〟〝人間関係〟〝コミュニケーション技法〟〝ケア技術〟など、種々の学問分野から派生し、確立した看護学の一領域を彩る理論を、「実践応用できるレベル」で修学するカリキュラムを準備している。看護学の専門科目はどの科目でも、講義後、教室を出てからも、さまざまな場面で想起され、納得し、ときには自身の言動を修正できたりする。

そして、このことをもう少し深く考えれば、〝国家試験受験資格要件〟という縛りを除けば、看護学生が受講する基礎レベルの専門科目は、何も看護学生だけに必要なわけではないことに気づく。これらの授業科目のエッセンスは、「人が人として身につけるべき教養」なのではないかと思うわけである。

而《しか》して、いよいよ、この何とも〝魅力的な実学〟を、他学部の学生たちに伝えるときがきた。

メインディッシュを濃い目の味付けで

講義で貫いたポリシーとは

岡山大学の教養教育科目として開講した「看護学概論」の履修登録者数はざっと二四〇名（うち二三一名が一年生）、教室の座席数は二五五で、出席率は毎回九割だったので、教壇から眺めると教室はほぼ満杯である。それでも、筆者の目論見どおり、最後部座席の学生が「どっちを向いて何をしているらしいか」は何とか判別できた。加えて、かなり小声であっても講義中のヒソヒソ話（必ずしも私語とは限らないが）の主は教壇からほぼ特定できる。

「看護学概論」の〝売り〟の一つは「実技演習を敢行すること」なので、講義中に学生の集中力を途切れさせるわけにはいかない。そのためには、したたかなストラテジー（方略）が必要になる。

さて、その方略をどうするか。長年の教師経験を踏まえ、何とか妙案を探求してみよう。一つだけ気づいていたのは、受講者を引き付ける講義とは（受講者の）数や教室の広さには左右されないということだった。

要は魅力的な講義とは、授業構成とは、（献立やレシピもさることながら）中身、つまり〝盛り付け〟や〝味付け〟に負うところが大きいと思う。教授すべき内容（項目）は決まっているのだから、そこは教師の腕の見せ所、である。ただ、いくら教師が張り切って講義しても学生に届かなければ〝改善の余地あり〟との指摘を受ける。最近の大学には「授業評価」といって、教師が担当科目ごとに学生に〝採点〟される仕組みがあるからだ。教師の擁護のために言わせてもらえば、最近の学生たちは、高速ＩＴ化社会の中で贅沢に育ったせいか、（自分の準備不足は意に介さず）高いコストパフォーマンスを求めてくる。教師は自動販売機かと、反論したくなることもある。

このように非情な現代日本の大学生に立ち向かう方略として練り上げたもの、つまり講義で貫くことにしたポリシー（味付け）が**表1**である。そして、厳選したキーワードを授業計画の中に、キャッチコピーのように配置（盛り付け）してみた（**表2**）。あとはトッピングとスパイスだ。どんなものをチョイスしたか、どのタイミングでどのように使ったかは、次項で詳しく記述する。

表1　講義で貫いたポリシー

1	スライドは毎回16枚以内、奮発して鮮明なカラー両面刷りレジュメを配る
2	毎回「1動画」「1手作業」「1キーワードのミニレポート提出」で、寝させない
3	器材を持ち込み、1対240人の実技演習を敢行
4	IT＊1とAL＊2を駆使して、ケア技術のスピードラーニング
5	ミニレポート提出は前2回分まで受け付け、しかも点数5割を進呈
6	解剖生理もケア技術も、体感を通して学ぶ
7	わかりにくい「看護モデル」も「医学モデル」との対比でクリアに
8	「看護学概論」の授業は、あらゆる生活場面で復習できる
9	人生に必ず役立つ応用科学として「看護学」を認識し、体験してもらう

＊1：information technology（情報技術）の略語。コンピュータ、インターネット、携帯電話などを使って情報処理や通信を行う技術の総称。

＊2：active learningの略語。教師による一方向的な講義ではなく、学生が主体的に参加する能動的な学習方法の総称。学生参加型授業、能動的学習などがその例で、近年の高等教育の場では積極的に取り入れられている。2008年の中央教育審議会で提言された。

どんな人生が幸せか

——陽陰に佇む小さな道の駅。バイクで旅する若者は暫しエンジンを休めていた。メールを開くと、『近くを通るなら、おばあちゃんのとこ寄ってあげて。母より』

——田植えを終えたばかりの水田が、銀色に輝きながら辺り一面に広がる。その田舎道を一台のバイクが走り抜ける。簡素な一軒家で車輪を止めると、庭先で割烹着姿の祖母が微笑んでいる。少ない言葉を交わすと、祖母は腰をかばうようにゆっくりと勝手口へ。（おばあちゃん、また少し歳とったみたいだな……）

——若者は茶の間に上がってリュックを下す。夕飯の支度を急ぐ祖母を背に、部屋の中を見渡す。（小学生までは、よく泊まりに来たっけ……）水切りかごには一人分の茶碗と箸。襖の横には、仏壇の灯りの中に祖父の遺影が見える。（もう何年になるかなぁ、おじいちゃんが亡くなってから……）

表２　講義概要

授業科目：看護学概論－人と健康をつなぐ科学－　担当教員：深井喜代子（医学部）	
対象学生	社会系・自然系学部の１年生*
授業の概要	看護学 Nursing という学問が単に看護職養成のためにあるのではなく、健全な人間生活を営むうえで必要かつ重要な知識と技術を探求する科学であることを、看護学体系の Basic な要素とエッセンスの中から、社会生活に特に重要と思われる項目を選んで解説する。
学習目的	この科目の目的は健康な人間生活を営むために必要な要素を、看護学の根底を成す基礎学の学習を通して学び、行動化することである。
授業計画	1. 健康って何だろう 2. ヒト（人間）は何からできているか 3. 人はどのように産まれ、育ち、一生を終えるのか 4. お医者さんと看護師さんの違いがわかる？ 5. 手と五感でヒトの健康を探るテクニック 6. 人嫌い・話し下手を変える：対人関係技術としてのコミュニケーション 7. 見えない敵と戦う：感染予防 8. 看護のテクニック１：手洗い 9. 看護のテクニック２：ボディメカニクス 10. 看護のテクニック３：ポジショニング 11. 患者を前に決断に迷うとき、拠り所となるもの 12. 事故・災害に遭遇したときどうする 13. 医療最前線で奮闘する看護プロフェッショナル 14. 看護の進歩・発展が医療を変える－科学としての看護学

＊教育・文・法・経済・理・農・工・環境理工の計８学部から抽選により 240名が受講した。1年生が対象だが、10名程度の２～４年生も受講する。（岡山大学 2017年度・教養教育科目シラバスを一部改変）

——若者は裏庭に出ると、重いシャッターを開けた。納屋の真ん中には古びた自動二輪が一台。カバーの下で、すっかり埃を被っているけれど、最後のツーリングを終えた日のままの姿で……。

——居間に戻ると、若者は木枠の写真立てを手に取って見入る。セピア色の花畑を背に止めたバイクの前で、ヘルメットを抱え仲良く並んで微笑む、若き日の祖父母だ。祖母の白いヘルメットには大きな星柄が一つ。（バイク好きはおじいちゃん譲りかな……）そして、写真立てを置くと、若者は慌ててスマホを取り出した。素早く指を動かし、確定ボタンを押す。完了だ。すると、炊事場から振り返った祖母がニッコリと微笑んだ。若者は、思わず祖母から目を反らした。（ヤバ……、これ、サプライズなんだから……）
——翌朝、朝食後、早々に帰り支度を始める若者。台所で洗い物をする祖母の背中は心なしか寂しげだ。と、そのとき、玄関のチャイムがピンポーンと鳴る。（何だろ、こんな早くから宅配なんて……）段ボール箱を抱えて居間に戻った祖母は、訝《いぶか》しげな面持ちで箱を開ける。（あ……）その瞬間、祖母の口元が緩んだかに見えた……。
——柔らかな春の陽射しを浴びてどこまでも広がる菜の花畑。その真ん中を突き抜ける一筋の車道を、一台のバイクが颯爽《さっそう》と走っていく。そう、あの若者のバイクだ。後席ライダーは、さっき届いたばかりの星のヘルメットを被った、あのおばあちゃんである。孫の身体にしっかりと腕を回し、頬を預けて、走りを満喫している。二人の笑い声が聞こえてくるようだ。黄金の絨毯の中、二人のタンデムバイクツーリングはまだまだ続く……。

（Amazonプライム「モーターバイク」篇より）

ご存知の方も多いと思うが、これは二〇一七年八月から放映された通販会社の有名なコマーシャルフィルム（CF）を筆者が描写したものである。CFは映像とBGMだけで、セリフは一切ない（括弧内は登場人物の心の声として付け加えたもの）。筆者はこのCFを講義の前年に一度見ただけだが、非常に感動したので記憶に残っていた。「看護学概論」の授業では効果的な動画も活用する予定だったので、このCFはすぐにその候補に挙がった。

二四〇人の学生を引き付けた看護のエッセンス

第一回目の授業の日、挨拶もそこそこに、「静粛に。これからある動画を見てもらいます。あとで感想を書いてもらいますからね」とだけ伝えて、スタート。何しろ受講者は二四〇人である。目立った私語がなくても、教室内の騒音は空調のそれを上回る。それでも動画が始まると徐々に静かになり、九〇秒のCFはあっという間に終わった。最後には、ほぼ全員がスクリーンの方を向いている。想定どおりだ。そこで間髪を入れず「じゃあ、もう一回、流しますからね。今度は最初から見てくださいね」と念を押して、二回目を流す。もちろん、二回目は最初から静寂、(まばらに遅刻者が入室する以外は)皆見入っている……。二回目が終わって、筆者は学生たちにこう話しかける。

これはネット通販会社の有名なCFです。見たことがある人もいますよね。これを見て、何か感じることがありましたか？　もし感じたなら、どこに、そして何を感じたか、今日のミニレポートに書いてください。

私が皆さんにこのCFを見ていただいたのは、ここには「看護のエッセンス」が実にコンパクトに詰まっているからです。これを見て少しでも感動した人は、「人として大切なものをすでに備えている」と思います。もし「今いちピンとこなかった」という人がいたら、この授業が全部終わった後でぜひまた見てください。気づかなかったところに気づくかもしれませんから……。この若者と同じような「センサーと優しさ」をもつ人は、幸せだと思いませんか？

このCFを、複雑な看護学を直感的に伝えるためのツールとして使わせてもらった筆者のねらいが、おわかりいただけただろうか。確かに誰が見ても「人の優しさ」や「ノスタルジー」を感じる映像だろうが、実はこの中には「対人関係」「コミュニケーション技術」「観察力」「アセスメント技術」「状況判断能力」など、看護学体系を構成する重要な要素が含有されている。

CF紹介に設けた時間は一二〇分の授業時間の中で最初の数分だったにもかかわらず、ミニレポートには大半の学生がその感想を書いていた。「おばあちゃんに会いたくなってしまった」「ヘルメットの☆印を見たら泣けた」「おじいちゃんを大切にしたい」など、感想は、概して「こんなふうに、元気で、悔いのない毎日が過ごせたら幸せだと思う」というような内容だった。

さて、こうして幕を開けた教養教育科目「看護学概論―人と健康をつなぐ科学―」の第一回目は、他学部の学生たちの関心を少しでも看護学へ向けることができたようで、まずは努力が報われた結果となった。

「目」と「手」と「あたま」で吸収する

看護とは、健康とは、何だろう?

第一回目の講義内容をもう少しご紹介しよう。オープニングに視聴した〝バイクの若者とおばあちゃん〟の感動も冷めやらぬ間に(あちこちで、まだ隣とささやき合う声……)、筆者は学生たちに

表３　毎回の授業構成

1）１枚目のスライドで「当日のキーワード」を提示（第１回目の例）

第１回：2017年12月７日 本日のキーワード ・健康とは：health, well-being（physical, mental, social） ・対象理解：assessment（using multi-dimentional data base） ・ライフライン：drawing one's life line ・クリティカルシンキング：critical thinking

2）授業のコースレシピ

	レシピ	取り決め	備考
1	フィードバック	ミニレポートの質問等へのコメント	次回、次々回の最初に
2	キーワード提示	3～5語以内	最初と最後のスライド
3～4	動画視聴	3分以内、1～3本	厳選、適宜部分提示
	手作業	書く、描く、話す、動く、測る	アクティブラーニング
5	ミニレポート（当日提出）（前々回まで受付）	・キーワードのほか、授業で印象に残ったことの感想を書く ・A6（A4の4分の1サイズ）の指定用紙に自由記載、オモテ面のみ	・出席票を兼ねる ・部分点 ・過去分も1/2評価

宣誓する。

ようこそ、皆さん。「看護学」の世界へ。この講義を通して、皆さんに「看護学」が人生にとって大事な、面白い学問であることを、精一杯お伝えしたいと思います。

毎回、一枚目のスライドでは、コースレシピに則り、「本日のキーワード」として、いくつかの専門用語を列挙する（**表3**）。

皆さんは今、健康ですか？　自分にとって健康とは何か、ちょっと真面目に考えてみましょう。健康について考えることは、この講義の目標でもありますからね。要するに、テストに出るってことです……。

畳みかけるように言ってから、少し間を置く。そして学生たちを見渡して、次のスライドへ。すると、巨大な「健康とは」の文字の下に、英語と日本語で書かれたWHOの健康の定義が現れる。

Health is a state of complete physical, mental and social well-being and not merely the absence of disease…

「単に病気でない」ということだけではない、人として満たされた人生を送っているかどうかが健康の目安になる、ということを、看護学専攻生（一年次）対象の専門科目「看護学原論」の講義と同じように、ゆっくりと、大きな声で強調する。well-being という言葉は、理系の学生たちには初耳かもしれない。ここでも、少しだけ静寂が広がる。その反応の余韻は、週末に自宅で読むミニレポートで噛みしめることになる。初回講義の「健康とは」をミニレポートのキーワードに選択した学生は約三〇名、三番目に多かった。

「医学」と「看護学」の違い

さて、初回講義の次の目玉は「医学」と「看護学」の違い、つまり〝「医師」と「看護師」の根本的な違いを知ること〟である。実は、この違いについての説得力のある説明に筆者が出会ったのは、新設の看護大学で教鞭を取るようになってからだった。ちょうどその頃、アメリカのＵＣＳＦ［注４］か

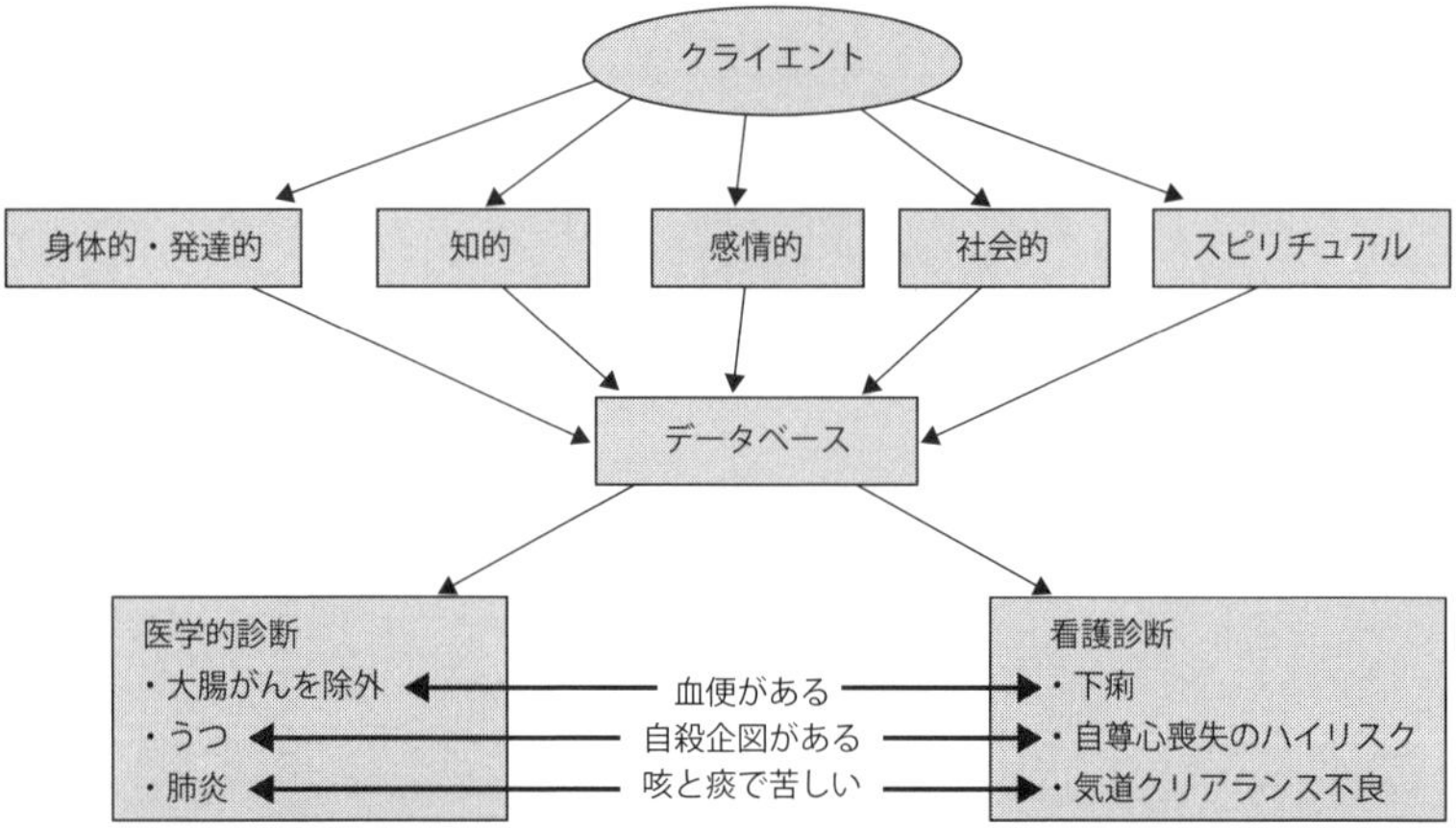

この模式図は、医師と看護師はクライエントから得た組織的情報を共有するが、「患者の訴え」をどう判断（診断）するかが異なることを端的に示している。たとえば患者が「最近、下痢気味で、便に血が混じってるんです」と訴えた場合（共有情報）、医師は「大腸がん」を疑い検査を始めるが、看護師は「下痢による腹痛や不快感、脱水症状」を改善するためのケアを開始する。

（出典：Fig. 7-2 Comparison if nursing diagnosis and medical diagnosis using the same data base. Potter, P.A. and Perry, A.G.:Fundamentals of Nursing:concepts, prosess, and practice, 2nd ed., P128, 1989, The C.V. Mosby Company, St. Louis, Missouri, U.S.A）

図 1　医学的診断と看護診断の比較でみる看護の役割

ら招聘された日系三世の教授から、分厚い（米国の）基礎看護学のテキストを頂戴した。その中で真っ先に見つけたのが**図 1** のスキームだった。以来、「看護とは何か」を話す機会を得たときは、必ず使うことにしている、お気に入りの一枚である。スキームの上をポインターでなぞりながら、言葉を続ける。

病院の外来に一人の患者さんが来たとします。患者さんからは検査や問診などによってさまざまな情報が得られるわけですが、これらは医師と看護師が共有する基本情報、つまり、データベースです。ここに、患者さんからの情報を集約しています。患者さんの「下痢気味で、ときどき便に血が混じって……」という訴えに対して、医師は最も重い病気である大腸がんを疑って徹底的に検査して、診断を下し治療します。それが医師の役割ですよね。では、同じ訴えを聞いて看護師は何をすると思いますか？　検査、診断、治療は医師の役割でした。で、看護師は何をするかというと、もちろん、医師による検査、診断、治療について、当然ですが全部理解し、医師のそうした業務を補助します。そのうえで、下痢で困っている患者さん本人に目を向けます。下痢が続くとお腹だけでなく、肛門も痛いですよね。水分が失われるので脱水にもなります。下着も汚れるでしょう。下着が便で汚れると膀胱炎になる危険もあります。確かに自分ががんに罹っているかどうかは重要な問題です。でも、さしあたって困ることは、腹痛や脱水、不潔になることではないですか？　患者の訴えから生じる、このような日常生活上の問題を看護問題、あるいは看護診断といいます。これが医療における看護独自の役割、つまり看護師の仕事なんです。どうですか？　看護師と医師の違い、わかりましたか？

本書では割愛するが、講義では**図1**の〝鬱《うつ》〟と〝肺炎〟についても同様に説明していく。このくだりは少々長くなるのだが、自分が経験したことのある内容なので、学生たちはほぼついてくる。なかには頷《うなず》いている学生もいる。そこで、筆者はこう続ける。

看護学専攻では、入学してすぐの一年生に、この図を使って説明します。「もしこの中に、看護学専攻は医学部にあるから、看護学も医学と似たようなものだろうと、偏差値だけで受験してきた人がいたら、その人は進路を考え直したほうがいいかもしれません。看護学は医学とは全く違いますからね。もし、がんのメカニズムや病気を治すことにとても関心があるのなら、看護学を勉強するのはしんどいかもしれません。もし迷っている人がいたら、自分は本当は何がしたいのか、考えてみてください」。新入生に何て厳しいことを、と思うかもしれませんが、私はあえて言うんです。とても大事なことですから……。

さて、かくして「看護学概論」一回目の講義は滞りなく終わった。レジュメとミニレポート用紙は最前列の机上から各自受け取って入室するのだが、途中で出ていく学生は不思議とほとんどいない。凡《およ》そ大学の講義で、講義中に自分自身の日常や行動を振り返り、本気で考えてみることがあっただろうか。「看護学概論」には、見慣れない記号も、難しい計算式も出てこなかったが、自分の健康について、そして看護学とは何かについて、学生たちはいくらかでも考えてくれたように感じられた一二〇分であった。

人間理解の方法——人生曲線

看護学体系の基礎を構成するいくつかの理論の中に「人間（あるいは対人）関係論」がある。他学部生対象の教養科目に置いた「看護学概論」でも、開講間もないタイミングで取り上げるべき単元である。看護学でいう「対象理解」の方法を学修するための方法論だ。看護の対象は健常者から終末期の病者まで、母親のお腹の胎児から一世紀以上を生きた高齢者まで、はたまた、国籍や言語、文化・風習、ジェンダーを問わない地球上のすべての人々に及ぶ。そうした多種多様な人々にケア技術を提供するのだから、生物学的だけでなく心理・社会学的観点からみた人間の特徴を心得ていなければ、公平で適切なケアは実施できない。看護学を学んだからこそ知った、看護学の基本理念だ。

看護学基礎教育では、「看護活動は人間関係を通して展開していくものなので、その基本的知識・技術としての対人関係理論に習熟しなければならない」ことが強調される。看護実践者になるにはそれは不可欠な知識であるが、今にして思うと、人間関係論は筆者がその後の人生を生きていく際の、〝潜在的な指針〟であり続けた。自律神経反射機構しか知らない、まだ半人前の生理学者が、いきなり看護界で生きていこうとするのである。対人関係理論などは聞いたこともなかったし、そもそもそれまでの人生では、世の中のすべての人の健康を願い、その人たちと協調して生きていこうなどという発想は微塵もなかったのだから……。しかし、女子大の同級生たちの人間的成長ぶりを目の当たりにした筆者は、人間学を、特に若いうちに学ぶことのメリットを強く認識したというわけである。

この単元では手作業を一つ用意した。それは「人生のライフフラインを描く」というものだ。レジュメはA4両面印刷で一枚だけにしたので、こうした手作業のある日はA4白紙の上半分にスライド四枚を並べ、下半分は描画用のスペースとして使う。ちなみに、授業のレジュメは一日に六〇分連

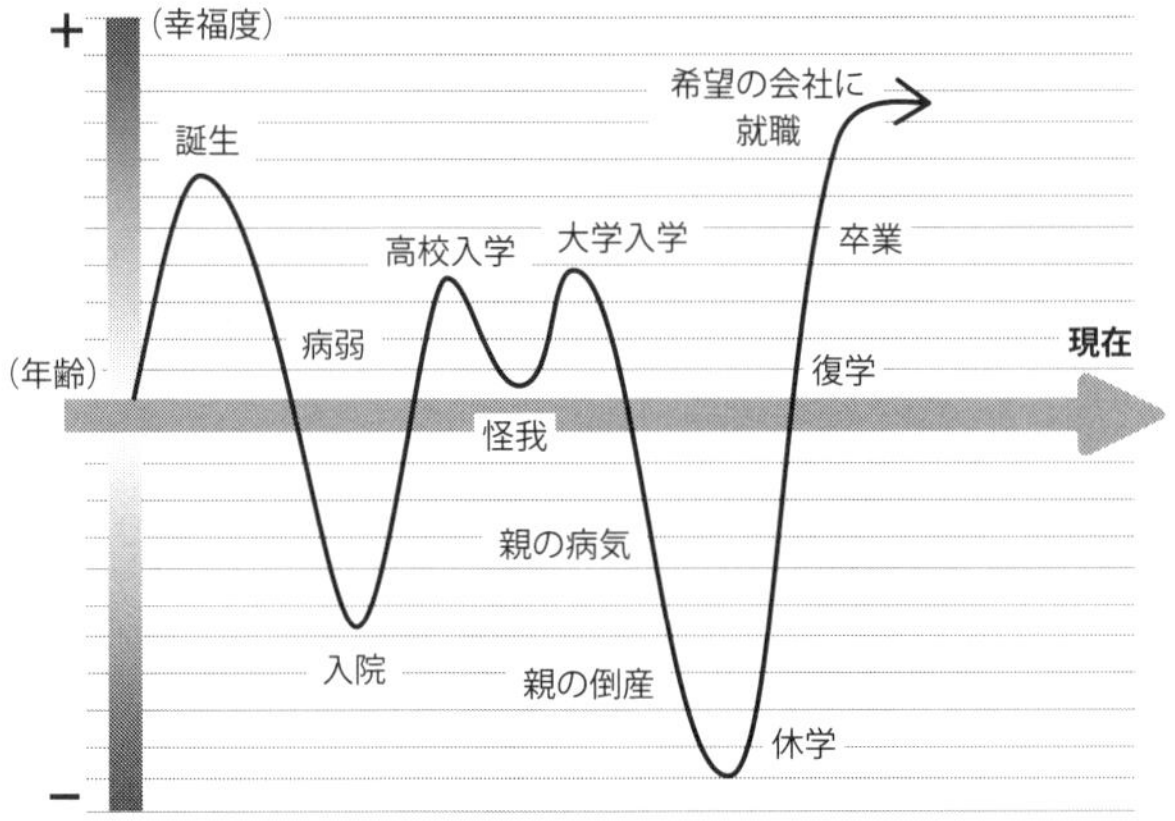

自分が今まで歩いてきた山あり、谷ありの道のりを曲線のグラフに描いてみる。

図２　ライフラインを描く

続二コマ、スライドは一コマ八枚ずつで計十六枚（片面に〝楽読限界サイズ〟のスライド八枚ずつを置く）と決めている。もちろん敢えて、節約を求められる中、カラー刷りにした。

人生には誰にも浮き沈みがあること、〝人の考え方の傾向（くせ）〟そして何より〝自分自身がどんな人間か〟これらを了解していることは、他者との人間関係をつくるには好都合である。この人生の折れ線グラフ【注5】（図２）というのは、もう三〇年以上前からテレビなどでもゲーム感覚で取り上げられてきたものだが、筆者は女子大の講義で初めて知った。当時すでに親族の死や失恋など、どん底体験もあったから、周りのクラスメートに比べると曲線は俄然、起伏に富む。こうしたきわめて個人的な事柄を、専門教育の方法として講義中に振り返るなどという体験は、自然科学者のままでは生涯味わうことがなかっただろう。あれから三〇年を経て、今度は自分が教壇から学生たちに自分の人生の振り返りを促すことになった。

これはライフラインといって、人生の折れ線グラフです。縦軸が「幸・不幸の軸」、横軸が時間軸です。横軸のゼロは皆さんがこの世に生まれた瞬間、右端は今現在の皆さんの年齢になります。縦軸のゼロは「自分の幸福度からして、ごく普通」と決め、それよりハッピーな出来事なら曲線を上に、嫌な、悲しい出来事なら下側に線を伸ばしてください。基準はあくまで自分自身なので、縦軸のゼロは絶対値ではありません。隣の人のを見ても全然参考になりませんからね。山や谷ができたら、それが何の出来事だったか書いておいてください。時間は五分です。

顔を見合わせたり、はにかんだり、少しの間ざわついたあと、学生たちはそれぞれ、おもむろに鉛筆を動かし始める。こうした作業では、時間(time required)を伝えておかなければならない。ＩＴ化、ＩＣＴ［注6］化時代に生まれ育った彼らには、時間情報は不可欠だからである。ここで筆者は教壇を降り、机間巡視に移る。

皆さんの横軸はわずか二〇年足らずでしょう？　私なんか、六〇年以上なんですから、描くとなったらそりゃあもう、大ごとですよ……。

左右の学生に冗談っぽく話しかけながら、足も止めずにさっさと巡視。時間も惜しいし、見られるのが嫌な学生もいるはずだから。ほぼ同年齢とはいえ、二四〇人の中には、誕生の瞬間が幸福のマックスでなかったり、部活で優勝したばかりだったり、あるいは小テストに失敗して悔やんでいる学生もいるだろう。ライフラインにはそうしたプライバシーを書き込むから、気乗りしない学生もいるはずである。だからこそ、「誰しも人生には必ず起伏（山や谷）があるのを知っておくことは、人間理解のために必要である」という、この作業の真の目的を、しっかりと強調しておかなければならない。

さあ、そろそろ皆さん、描き終えたみたいですね。この人生の折れ線グラフの特徴の一つは、指紋と一緒で、「誰一人として同じでない」ということです。そして、もう一つ、「平坦な、横一直線のグラフになることはない」ということです。幸せの絶頂が永遠に続くわけでも、またその反対に、不幸のどん底が終わらないわけでもありません。予測もしない、いろいろなことが起こるのが、どうやら人生というものみたいです。ただ、一つ、私の経験から言えるのは、たとえどんな出来事が待ち受けていようとも、自分自身の目標をもって、それに向かって真面目にこつこつ努力していれば、人生、そう悪いことにはならない、ということです。看護学専攻の学生には、対人関係構築の専門知識として必須な考え方ですが、私は、これは万人に必要な「上手な人付き合いのための知識」だと思うのです。

かくして、看護学概論初日（正確には二コマ目）に、学生たちはしばし〝自分がこれまで生きてきた人生〟を振り返った。教師としては、こうしたプライバシーにかかわる演習を課した以上、「どんな批判やクレームも受け止める」という覚悟も必要だ。もちろん、ミニレポートは返却しないという前提である。だからこそ、全員のレポートを具《つぶさ》に読み、次回講義前に何らかのフィードバックをしなければならない。そうして、講義も三回目ぐらいになると、それを期待して書かれたミニレポートが出るようになる。学生との隠れたコミュニケーションが成り立つ瞬間だ。

見えない敵と戦う——感染看護

二〇一九年十一月、新型コロナウイルス（SARS-CoV-2）が中国で発生した。その後、人から人へ瞬く間に世界中に新型コロナウイルス感染症（COVID-19）が広がり、二〇二〇年三月に入ってＷＨＯがパンデミック宣言をするに至った。本書が世に出る頃には感染症が終息に向かっていることを祈りながら、この単元の授業模様を紹介する。

＊

感染看護の授業の日は忙しい。この日は直前の講義が終わると同時に教室に入り、十分しかない中休みに大急ぎで準備に取り掛かる。大きな荷物を解いて、まずは速乾性手指消毒用アルコールの入ったボトルを八本取り出し、最前列の長机の上、サブテーブル、教卓横の資料用テーブルに据える。教室には五座席つながりの長机が縦十三列（六五座席）、それが横に四つ並ぶ構造である。ボトルの横には二〇〇袋枚入りの消毒綿のボックスも一つずつ置く。

そして、この講義で用意した目玉は手術用の滅菌手袋二五〇枚である。サイズも六・〇〜八・〇まで五種類で、完全滅菌された〝本物〟である（ただし、消毒有効期限は切れている）。滅菌手袋は準備室、当方の実験室、附属病院などから期限切れの残余品を手当たり次第にかき集めてそろえた。筆者は研究者時代、大型哺乳類を使った生理学実験をやっていたので、オペ用にはヒトの手術道具一式のほか、滅菌手袋も常用していた。神経を単離する細かい手術では、手袋は五本の指にフィットしていないと作業しにくい。学生にもそのことを説明して、筆者の手を見本に（六・〇のサイズ）、自分に合ったものを選ぶように伝える。手袋の入った箱（二五枚入）は、消毒液の横に六・〇〜八・〇のサイズ順に数箱ずつ置いていく。教室の机間を埋めつくす長蛇の列ができるなか、筆者は一人、ときにマイクから、ときに大声を張り上げながら「なるべく自分の手のサイズに合うものを選んでね！」と、教壇と机を往復する。全員が手術用滅菌手袋と消毒綿二袋を携え、各自の机に着くまでには十分以上を要するが、やむを得ない。なにせ一人で二四〇人に対応するのだから。

この講義では、まず定番の感染予防の基礎知識を簡潔にスライド化して解説する。「感染」「宿主（host）」「感染症」「易感染状態」「病原体」「感染予防の三原則（病原体排除と侵入経路の遮断、個体の抵抗力増強）」を単語と模式図で簡潔に示す。視覚レベルで記憶にも残るように、流行りの医療ドラマの女優や美人ナースに、感染予防を意識づけるフレーズを（筆者に代わって）言ってもらう。学生たちの集中を途切れさせないためにも、ここで笑いを取っておくのは効果的だ。

感染論が終わったら手作業に移る。皆が一斉にやるにはお手本が必要だが、それにはネット上から厳選した動画を使い、筆者は声の出演に廻る。ここで使うのは「てあらいのうた（幼児編）」「手洗いの方法（衛生的手洗い【注7】編）」「滅菌手袋の装着法（看護基礎教育編）」の三本である。動画を選別する基準（ポリシー）は、引用元が確かで品質が良く、長さ（一分程度、さらにインパクトがあるもの、である。もちろん、画面（レジュメ）には出典のURLは明記しておく。原則、動画は続けて二回、場合によっては三回以上流す。

滅菌手袋と消毒綿は全員用意できましたね。目に見えない、あんなにちっこい〝やつら〟が、人類にとっていかに油断ならない存在かわかったかと思います。それに対抗するには、人間はここ（頭を指す）を使うしかないんですよね。専門職は常に意識して「見えない敵」と戦っているわけです。

さあ、皆さん、手を前に出して、このアニメの子と一緒に、手洗いをやってみましょう！

この動画では、「お願い（お願い）、カメさん（カメさん）……♪」で始まる歌が流れ、アニメの幼児と幼稚園の先生、それになぜか〝おおかみ〟が登場して、手のすり合わせから手首を擦るまでの一連の手洗い動作が〝お遊戯〟様に実施できる。学生のほうを眺めやると、バカにするかと思いきや、皆、結構楽しそうに手を動かしている。二回目には、ほぼ全員が手を動かしているのを確認する。そして次は、看護学生に使う〝教育用の衛生的手洗い動画〟を流しながら、同じように手洗い動作をシミュレーション実施する。実際に手を動かすことで、幼児編とはひと味違う細部に配慮された手洗い方法に、学生たちは気づくはずである。そして、最後は、いよいよ手術用滅菌手袋の装着である。

それじゃあ、本日の目玉、滅菌手袋の装着をやります。机の上に滅菌手袋を置いてください。まず、動画で手順をよく見てください。この動画は何回も繰り返し流しますから、ゆっくり、確実にやりましょう。いいですか？　皆さんは外科医です。すでに手術のための入念な手洗いは済ませています。でも、まだ少し不潔です。ですから、装着中に手袋の表面に手や服が当たらないように手袋を装着しなければなりません。

動画を見ながら、学生たちは恐る恐る袋から手袋を取り出す。一回目が終わったら、手袋を元どおりにセットし直して、動画に沿って二回目に入る。はにかみ笑いや、苦笑いを見せながらも、作業に集中する。なかには手袋のサイズを間違えたと申し出るものもいる。動画は残り時間と学生の様子を伺いながら計四回まで流した。滅菌手袋は定価で三〇〇円以上もする高価なものなので、当然、お持ち帰りいただく。

無事装着できた人は、両手を内側にして顔の高さまで上げてください（四八〇本の手が一斉に上がる音、壮観である）。「先生、それでは執刀をお願いします」と言いたくなる眺めに感動。

かくして、たかが感染看護、否、されど感染看護の巻きを無事終えた。果たして、筆者の労は報われたか……研究室に戻り、ひととおり片づけを終え、ミニレポートに目を通すと、平均してその日の記述量が多いのに気づく。そして、予想どおり、大半の学生が滅菌手袋の装着を取り上げていた。「まさかオペ用の手袋をはめる体験ができるとは」「医療ドラマの医者になったようで嬉しかった」「生涯ない貴重な体験」「医療者の大変さがわかった」「手が汗っぽいので手袋がくっついて困った」「ノートに(手袋の)滑り止めが付いて迷惑した(これは想定外の感想!)」など、感想はさまざまだが、何より学生が講義にしっかりコミットしていたことが収穫だ。お願いカメさんの歌は幼稚園で歌っていたので、とても懐かしかった」「これからはもうちょっと真面目に手洗いしよう」「風邪気味のときは、仲良しでも並んで座って同じ景色を見るようにしよう」などと、いわゆる予防的健康行動【注8】が期待できる記述まであり、〝教師冥利に尽きる〟思いにしばし浸る……。

フィジカル・イグザミネーションの重い仕込み

さて、「看護学概論」の講義も回を重ねて、フィジカル・イグザミネーション(全身を観察、測定して健康状態を調べること)を敢行する日がやってきた。一人で(自分自身を)観察できる項目もあるが、多くは患者役と看護師役の二人一組で実施するので、まずは左右前後の座席の学生とペアを作ってもらう。教室全体を見渡して、必要ならば移動を促す。この日実施するイグザミネーション項目は、視覚領域(盲点の検出、目の調節力の計測と算出、対光反射、明暗下での瞳孔径の観察)、臓器領域(心音・気管の呼吸音・腸音の聴取と脈拍測定)、そして中枢神経系検査領域(膝蓋《しつがい》腱反射の観察)である。検査器具には瞳孔計、物差しと巻き尺、ペンライト、聴診器、そして打腱器が必要になる。

ひと口に聴診器を何十本か用意すると言っても、実は結構な労力を要する。というのも、看護学生は一年次にほぼ全員が聴診器を購入するので、大学の備品棚にはせいぜい十本ほどしか置いていないからである。そこで、学内だけでなく近隣の看護系大学にも出向いて借用する。それでも百組以上揃えることは不可能なので、演習項目を四群に分けてローテーションで実施することにし、道具は各群二〇～四〇セットずつ用意する。ペンライト、打腱器などは、一個は軽いが、数十個を揃えると容積も重さもバカにならない。聴診器は言うに及ばずだ。さらに道具とは別に、感染予防用のアルコール消毒液と消毒綿は必須で、学生一人当たり数回使えるだけ準備しなければならない。かくして、大演習の準備物品は、ざっとアルプス登頂を目指す登山家並みの分量となった。

これらを引っ越し用の段ボール箱二箱に詰め込み、キャリーカートに積み上げる。医学部のあるキャンパスからメインキャンパスまでは車で二〇分、駐車場から教養教育棟の教室までの運搬に、カートへの積み下ろし時間を含めてさらに二〇分。大荷物のある講義日は体力的に相当きつい。カートを引きずって歩く自分の姿は、さながら昔話に出てくる性悪婆さんのようだったろう。「何でそんな〝しんどい〟ことまでして演習するの？」と言われそうだが、「看護学の神髄を伝えるためには、この演習を外すわけにはいかない」という自分の信念に逆らうことはできなかった。

講義開始五分前。学生たちがゾロゾロ、どんどん、教室に入ってくる。「今日は座席を詰めて座るように」と促しながら、消毒液や聴診器などを、五人掛け机の最前列の机上にせっせと並べていく。

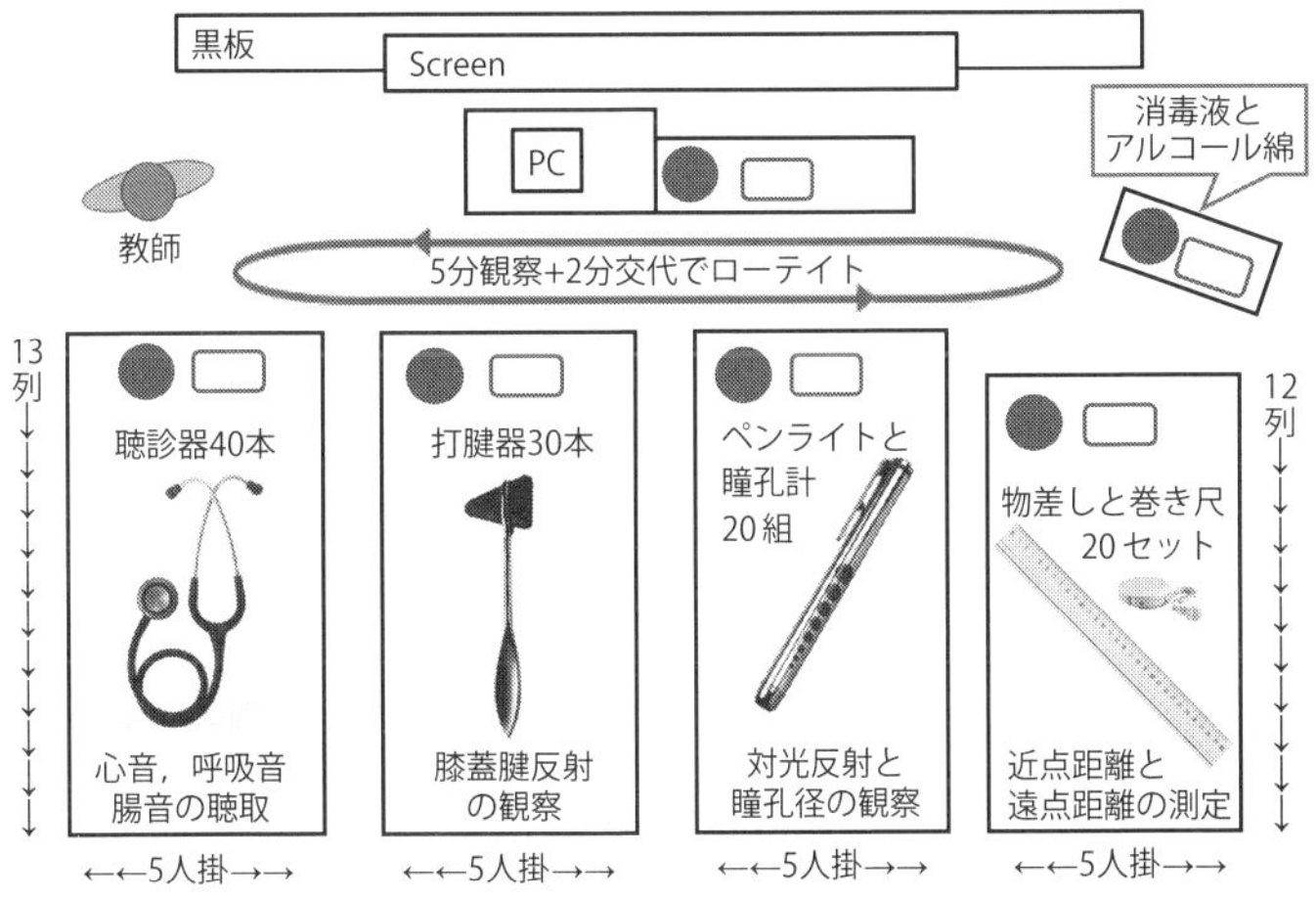

図３　フィジカル・イグザミネーション演習の実施レイアウト

そして、その横に、最初のイグザミネーション項目で使う道具、すなわち聴診器、打腱器、ペンライトと瞳孔計、そして物差し、を山積みする（**図３**）。一方、学生たちは、せわしなく働く筆者を横目に、「今日はまた、何をするんだろう」という、幾分物珍し気な面持ちで席に向かう。

果たして対二四〇名の演習は成り立つか

この日、「看護学概論」で実施するフィジカル・イグザミネーションは、脈拍測定［注９］、対光反射［注10］、眼の遠近調節［注11］、そして膝蓋腱反射［注12］の観察である。フィジカル・イグザミネーションは実験と同じで、手厚い指導体制、こなれた指導手順、そして万全の仕込みによって滞りなく進む、というのが経験則にある。ところが、教養教育科目では全くの初めて、しかも教員一人に対して学生二四〇人という無謀、これ以上のスリルはなかろう。しかし、あえて実施を決めた以上、一人でもサボる学生がいたら筆者の敗北になる。
ここで、演習（検査）に入る前に、体表解剖学【注13】というものの〝さわり〟をやっておかなければならない。専門科目のダイジェスト版とはいえ、人体の構造と機能の知識の薄い他学部生に、いきなりフィジカル・イグザミネーション演習というわけにはいかないからだ。まずはウォーミングアップを兼ねて、触知しやすい動脈や、心臓、肺の位置を、スライドのイラストを見ながら、自分自身の身体に手を当てて確認しておく。
そうして、いよいよ、大集団による大演習の始まりとなる。

では皆さん、まず脈を測ってみましょう。そんなの簡単、と思うかもしれませんが、今日はプロのやり方を覚えてもらいます。このスライドのように、利き手でない方の手首の動脈、橈《とう》骨動脈で脈を測ることにします。親指、つまり〝父さん指〟の付け根にあるので〝橈骨動脈〟と覚えましょう。そして、利き手側の指三本を揃えて、この橈骨動脈を血管の走行と平行に、軽く圧迫するように押し当ててください。そうすると、どれか一つの指で脈が触れると思います。触れたら、時計の秒針を見ながら、きっちり一分間、脈を数えてください。

たかが脈拍測定だが、大半の学生にとって正式に測るのは初めての体験である。ザワザワ、クスクスが聞こえるが、やがて静まり、皆、真剣な顔つきになり、脈を数え始める。再びザワザワが始まっ

たのを見て、

　ちゃんと一分間、測りましたか？　三〇秒測って二倍するなど、ズルをしませんでしたか？　脈拍は心臓の働きをモニターする大切な指標です。心臓を出た血液は全身を巡って約一分で心臓に戻ります。その間、脈が途切れたり、早まったりする、いわゆる不整脈がみられることがあります。一分間測るのは、その間に不整脈が出てこないかどうかを確認するためです。

　ごく簡単に思える脈拍測定を通して、ケア技術が単なる手順ではなく、一つひとつの工程に根拠（理論）があることを伝える。理論とともに習う手技は、想起しやすいからである。自分の脈を測り終えたら、次はペア同士、交代で看護師役と患者役になり、脈を測り合う。看護学生と同じように、演習中、看護師役はため口を利かず、片方の手で患者の腕を支えて、測定中の安楽にも配慮するよう指導する。こうしたディテールをあえて省略しないことが、看護師のプロフェッショナリズムを伝えることにつながる。

　脈拍測定が済んだら、いよいよ道具を使っての検査だ。縦四列の学生ペア群は、それぞれに最前列まで来て、検査道具とアルコール綿を受け取る。全員が席に戻ったところで、まず①聴診器の使い方、次いで②聴診器での呼吸音・心音・腸音の聴き方、③対光反射の観察、④暗所と明所での瞳孔径の観察、そして⑤近点と遠点距離の測定方法を、一気にひととおり説明する。これには最初は十分近くかかる。学生たちは今自分が手にしている道具を使った検査を、その説明のところで実施し、他の項目は説明だけ聞く。一クール、つまりペアの双方が一種類の項目の測定を終える五分後に号令をかけ、道具をアルコール綿で拭いて消毒し、拭き終わったら一斉に最前列の、今度は隣の机上に移してもらう。全員が次の道具を持ったら二クール目を、一クール目と同じ①〜⑤までの説明を繰り返すところから始める。二クール目からは説明時間は短くなる。

戦い終えて……

このようにして、およそ五〇分でフィジカル・イグザミネーション大演習が終了する。この間、筆者は大声で説明し、机間を巡回しながらの学生たちへの気配り、目配りで息つく間もない。サボっている学生がいるかどうかのチェックもできない。ただ、演習時間を通して最前列の机上に道具が残っていないこと、楽しんでいる様子が伺えること、「聴診器はまだか」と催促する声や、「遠点がうまく測れない」など、ちょっとした質問があったりと、「皆、結構ちゃんとやってるな」という印象に、胸を撫で下ろす。

言い忘れたが、もちろん大演習の日は二コマ、一二〇分を通してやる。学生には前週から予告済みである。演習が終わると、学生はミニレポートを提出して、足早に教室を出てカフェテリアに向かう。筆者は、講義前と同じ労力と時間をかけて、大荷物と一緒に自分のキャンパスに戻る。演習の日は疲労困憊でオフィスに辿り着き、長い長い一服を取ることになる。

「看護学概論」が賞をもらってしまった

学生による推薦があった

「看護学」のエッセンスを他学部の学生へ伝えたいという願いを抱いて臨んだ「看護学概論」であったが、数カ月経ったある日、教養部の教務から一通のメールが届いた。「ティーチング・アワード表彰」にあたり、学生からの推薦があったので、講義について詳しく教えてほしい、という問い合わせである。「すわ、受賞か⁉」と一瞬、糠喜《ぬかよろこ》びしそうになるも、単に候補者に名を連ねた、ということらしかった。それでも、大学教員生活三十数年間、「講義で表彰される」などという制度も機会もなかったので、有名な某映画賞のように、〝ノミネートされた〟だけでも名誉なことだと思ったものだ。そして、その後を気にしながらも三カ月余りが経ち、ほとんど忘れかけた頃、今度は、本当に（！）受賞したとの知らせを受けた。

同賞関連の記事は学報には載らないし、ホームページにも奥座敷のようなところにしか置かれないので、自分の大学にこんな賞制度があることを、筆者に限らず大方の教員は知らないだろう。おそらく、（こうしたことに関心のある）一部の学生と、選考にたずさわる役員と受賞候補者（あるいは受賞者）だけが知り得るような〝地味な〟賞である。やっと見つけた学内規定には、この賞は「学内からの推薦に基づき、教養教育科目において、大学の教育改革を先導する先進的な授業科目、及び優れた教育を行っている授業科目を表彰し、その教育実践を全学に広め、教育改善を図る」ことを

平成29年度岡山大学ティーチング・アワード表彰
部門：全学的に広めるべき優れた教育を行っている授業
「看護学概論―人と健康をつなぐ科学―」
選考理由：この科目は、文字による解説とわかりやすい図解や写真がバランスよく配置されていることから、看護学について興味を持って楽しく学ぶことができ、かつ看護学の基礎から実践情報まで幅広い知識が習得できる授業であり、学生が修得すべき教養教育科目であると言えます。また、大人数講義であるにも関わらず、単なる座学にとどまることなくコミュニケーション技法や看護の実践について体験する機会が多く設けられており、まさに理論と実践とを架橋する素晴らしい授業です。（以下略）

（出典）岡山大学 高等教育開発推進センター
https://www.iess.ccsv.okayama-u.ac.jp/hedi/page-4/

目的として二〇一五年度に設けられた、とある。自薦含む各学部等からの推薦を受け、FD【注14】専門委員会が組織する選考委員会が推薦書や使用教材等をもとに選考する。学生からの推薦も受け付けるが、学生・教職員教育改善専門委員会での審議を経て正式な候補となるらしい。講義が行われた次年度に表彰され、受賞講演も行われる。筆者の場合は、学生からの推薦があって候補に浮上したということだった。

受賞理由と学生への期待

この賞は筆者個人にというより、「看護学という学問」に贈られたと思う。少し気恥ずかしい気もするが、敢えて受賞理由を紹介しておこう。もしこれがほかの科目だったら受賞はあり得なかったことが頷《うなず》けるはずだ。

かくして、二〇一七年、第四学期に担当した「看護学概論」で受賞の栄誉に与った。かねてから開講の機を伺っていた講義だったし、目的達成のために毎回準備万端で臨んだから、受賞確定の知らせを、素直に喜んだ。何より、学生からの推薦による受賞であることが嬉しかった。そして、即座に思ったのは「ほ〜ら、やっぱりね〜。今どきの学生だって看護学の大切さをちゃんとわかってくれた」ということだった。受講した学生たちが大切だと思ったことを、日々の生活の中で活用してくれると信じたい。そして、その知識と体験が、彼らの周囲の人たちに伝播していくことを期待したい。

【注1】：基礎科学の成果を実生活の中で使える実用的なものにすることを目的とする学問をいう。応用科学には、医学、歯学、看護学、薬学、農学、工学、情報学などの学問がある。
【注2】：自然や社会、あるいは他者に対する人間の「働きかけ」のこと。
【注3】：聖路加国際大学看護ネット：学問としての看護学・「看護学」とは：http://kango-net.luke.ac.jp/nursing/about/gakumon.html（二〇二〇年二月四日参照）
【注4】：カリフォルニア大学サンフランシスコ校（University of California, San Francisco）の略号。米国の著名な州立大学である。看護学系大学院は全米でもトップクラスで、日本からの留学生受け入れの歴史は長い。
【注5】：https://www.hitachi-solutions.co.jp/column/careerplan/vol3/（二〇二〇年二月二〇日参照）
【注6】：information and communication technology（情報通信技術）の略。インターネットなどの通信技術を使ってコミュニケーションを図る技術のこと。
【注7】：手洗いは、社会的手洗い、衛生的手洗い、手術時手洗いに分類される。社会的手洗いは日常生活で行う一般的な手洗いで、後二者は医療者が行う手洗いである。

[注8]：preventive health behavior――Kaslら（一九六六）による健康行動のカテゴリー定義の一つ。自分自身を健康と考えている人間が〝症状がない段階で〟病気の予防や早期発見を目的として行うあらゆる行動。ヘルスプロモーションは行動化によって実現するという考えに基づく。

[注9]：バイタルサイン（生命徴候）の観察項目の一つとして実施。バイタルサインには体温、血圧、脈拍、呼吸、意識レベルがある。

[注10]：一方の眼に光を当て、反対側の眼に縮瞳が起こることを確認する。光を当てたほう（同側）の眼に縮瞳が起こるのは短経路の自律神経反射だが、反対側の縮瞳は中脳レベルの反射中枢を介して起こる。つまり、対光反射がみられる場合は中脳レベルまでの中枢神経系が健在であることを意味する。

[注11]：近点（近づけてはっきり見える限界距離）と遠点（遠ざけてはっきり見える限界距離）を測って、眼の遠近調節力を算出する。眼（水晶体）の老化を知ることができる。

[注12]：腱反射のうち、大腿四頭筋の腱（膝蓋骨の下部）を打腱器で叩いて、反射的に下腿が跳ね上がる様子を観察する。腱反射は重要な姿勢反射で、健常者で反射が出にくい場合、ビタミンB_1不足が考えられる。

[注13]：surface anatomy――人体の体表と骨格、内臓との間には一定の位置関係があるという理論で、体表面の溝、窩、骨突出部などを手掛かりに主に視診と触診によって、体表面から体内の臓器の位置を推測し、診察や検査を行う。医師はもちろんだが、看護師も日常的に使う知識である。

[注14]：Faculty Development の略。faculty は大学の学部などの教員の組織や集団を指す。教員が授業内容・方法を改善し向上させるための組織的な取り組みの総称。たとえば、教員相互の授業参観の実施、授業方法についての研究会の開催、新任教員のための研修会の開催などがある（文部科学省ＨＰより）。

すべての人々に看護学のエッセンスを

さて、本項では、ここまでに述べてきた看護学のしたたかさ、実際の授業体験を振り返りながら、総合大学の一般教養科目としての「看護学概論」の生存可能性を考えてみたい。そして、いわゆる健康教育や生涯教育の視点から、看護（学）のエッセンスを凝縮した授業「看護学概論―人と健康をつなぐ科学―」は、大学生に限らず、〝看護の対象〟と同様、年齢や職業を超えたすべての人々に〝人生の一般教養〟として提供されるべき教科目となることへの期待を述べる。

他学部生への講義から得たもの

かくして、四年制大学の教養教育科目「看護学概論」を、医学部を除く八学部二四〇名を受講者に実施した。年末年始休暇を挟んだ二カ月余りの期間、一コマ六〇分の計一六コマ、試験の一コマを入れて正味一六時間。最終コマの期末試験も欠席者ゼロで終え、無事にその幕を閉じた。教養教育科目の履修者は抽選で決まるから、学生には期待があろうし、教師も教育のプロとしての責任を果たしたい。講義がそうした目的を果たせたかどうかは、出席率、講義中の反応、レポートの記述内容、試験の成績、そして授業評価［注1］などで大方は掴《つか》める。「看護学概論」も何とか努力が報われる結果で、ホッとしたものだった。しかし、そうした客観的指標で教育の効果を確認できるのは、講義後間もない、学生の記憶がまだ鮮明な時期でしかない。大学生に何らかの教育的介入を行って、試験（記憶力テストのようなもの）の点数が高いのは当然である。学校健康教育の考え方では、真の教育効果というのは、正しい情報を取捨選択し、健康行動を起こす能力を身につけ、さらに（行動の）高いモチベーションを維持し続けることであるらしい[*1,2]［注2］。学生との刹那のときを過ごすに過ぎない教養教育担当教員がその成果を見届けることなど、土台無理な話のようだ。

一方、教養科目に限らないが、大学教員として心得ておくべきことがある。欲しい情報はいつでもどこでも手に入る情報化社会において、教育の主たる役割は、単なる〝知識の供与〟から〝情報リテラシー（適切な情報を取捨選択する能力）の育成〟にシフトしたということだ。たとえば、講義中に初耳の専門用語が出たとき、学生は聞いたはなからネット検索して（教師より）満足のいく解説を〝読み終えて〟いるかも知れないのだ。ならば、現代の教師は、何をポリシーに教育に臨むべきか。筆者はＩＴ化が進み始めた十数年前に、それまで培ってきた教育者としての信念・信条を振り返ってみたことがある。そして、ありきたりかもしれないが、専門家の一人として、学生たちが自ら進んで

＊1　中山和弘：ヘルスリテラシーとは．福田洋・江口泰正編著：ヘルスリテラシー——健康教育の新しいキーワード．大修館書店, 1-22, 2016.

＊2　江口泰正：ヘルスリテラシーと健康教育．前掲＊1, 57-69.

学びたいと思う〝きっかけ〟や〝ヒント〟を、授業時間を通して責任をもって伝えることを意識し、努めるようにしたのだった。そうした意味では、教養教育科目で「看護学概論」を担当したことは幸運だった。看護学には、人生や実生活に直結した〝知識〟や〝理論〟があり、「やってみよう」という〝動機〟や〝行動〟を呼び覚ます内容が必須アイテムとして含まれているからだ。そこには、比較的早期に〝行動化〟という教育目的の達成度を見ることができる、実用科学としての〝強み〟がある。

「看護学」をもっと、社会へ伝えたい

筆者は二〇〇六年に、自身初の看護学系全国学会（いわゆる学術集会）を主催した[注3]。生理学者のルーツをもつ看護学者が担う、わが国初の学術集会長であったかと思う。看護学は看護実践を支える学問なので、学術団体とはいえ学会員には純粋な研究者（研究を主な業務とする者）はむしろ少数で、教育関係者と看護職者（助産師、保健師も含む）が大半を占める。そのため、看護学系の学術集会は研究発表の場や発表者間の研究交流の機会だけでなく、公開講座やフォーラム（討論会）の場を提供する役割もあって、大会ごとに時流をとらえたテーマを掲げる習慣がある。そこで、筆者も「看護を社会につなぐ―ケア技術のエビデンス探究」というコピーを練り出した。この「つなぐ」というフレーズは、〝看護（学）は自分をもっと社会へアピールすべきだ〟という考えに基づくものだった。

そして、その会長講演の終盤で、筆者は〝看護学が学問であるならば、大学の一般教養科目とし

て看護学関連科目が立てられるべきである〟というような持論を紹介したのだった。実は、学会の少し前に、そうした筆者の主張を援護する絶好の情報を掴んでいた。それは、京都大学が全学共通科目として開講した「生体リズムと健康」という科目についてであった。担当するのは看護学界では異色の若村智子教授［注4］である。若村教授のルーツは看護で、臨床経験の後、理学部に籍を置いて時間生物学者となり、看護学と生物学双方の学界で活躍する逸材だ。某学会の重鎮から早々に紹介を受けて以来、交流を続けていたので、たまたまメールでのやりとりの中で、次のようなエピソードを知ったのだった。

時間生物学を看護学の切り口で講義

一般教養科目は学部や専攻が異なる、さまざまなニーズの学生が受講するので、生体時計を最先端の分子生物学の理論で解説する専門科目のような講義は、京都大学といえども学部横断的な教養科目にはなりにくい。しかし、「生体リズムと健康」の担当講師は、自然科学のお堅い理論を*in situ*調に翻訳して解説できる〝看護学者〟である。これが隠れたメリット（売り）であることに、どれだけの人が気づいていただろう。さらに、教授自身による編著書がテキストとして用意されていた。この種の講義には、授業内容とシンクロするテキストは必須アイテムである。話はこれだけではない。一般に、授業科目の履修登録は、学生の意思決定に猶予を与えるために、開講後、二、三週経ってから締め切られる。したがって、着座する学生の数は、講義初回から徐々に減りながら落ち着くものだ。しかし、「生体リズムと健康」の場合は人数制限をしていなかったこともあり、学生の数が回を重ねるごとに二倍、四倍と膨れ上がり、その都度、大きい教室に変更するという手続きを繰り返し、最終的には数百名の大教室になったという話は圧巻だった。あてがわれた小・中の講義室では立ち見学生のみならず、廊下の窓越しに受講する者までいたという下りを聞いて、思わずカント［注5］の哲学講義風景が浮かんだ。

かくして教授は、科学性を損なうことなく、生活感あふれる切り口で、時間生物学を解説したことだろう。課題レポートには、学生それぞれの専門の眼を通した生体リズム考が書かれていたそうで、受講した学生の思考能力もさることながら、教授自身も教師冥利に尽きた心地であったろう。もし、この講義が理学部と同等の内容で教授されていたら、教室変更から学生による授業評価まで、恐らく同じ結果にはならなかったろうと思う。筆者の講演では、残念ながら、これらのエピソードの多くは割愛した。

学会初日のメイン会場、朝一番のセッションが会長講演である。その終盤、敢えて暗くしたスクリーン上に「全学共通科目」という白い文字が浮かび上がる。『ところで皆さんは、『全学共通科目』というのを聞いたことがあるでしょうか」と、問いかける。そして、京都大学で全学生向けに開講された若村教授の教養科目「生体リズムと健康」を紹介、高い評価を受けたことを紹介した。

「看護学」は伝統ある魅力的なメニュー

数年後、奇しくも、岡山大学では学生の学修機会の多様性を図る目的で、高等教育開発推進センターから全教員に向けた教養教育科目増設のオファーがあった。その要請は、部局（保健学研究科）の教員会議にセンターの委員が直々に説明に訪れたほど積極的なものだった。筆者はその会議で、ここぞとばかりに手を挙げ、「看護学」をアピールした。それまでほとんど見向きもされなかった「看護学」だったが、センターの委員には大いに歓迎された。ただ、部局内では相変わらず（分野内の同僚からさえも）賛同の声は聞こえてこなかった。その科目増設の機会に応じた形で、二〇一六年、筆者は岡山大学の教養教育科目として、自身の専門である疼痛看護を概説した「痛みへの挑戦」［注6］を開講したのだった。

ここで、特筆すべきこととして、筆者が担当した「看護学概論」の重要な〝先代〟について触れておく。実は、筆者の「痛みへの挑戦」と同じ年に、秋元典子教授（現・甲南女子大学教授）によって「看護学概論」は一足先に教養教育科目として開講していた。教授は「がん看護」を専門とする純粋な看護学者で、同じ科目でありながら、その副題「―ケアすることの本質と魅力―」からも想像できるように、講義の中身は別物だったように思う。そして、翌年に退職された秋元教授からの依頼もあり、バトンタッチされた形で、筆者がお引き受けした、というのが真相である。ただ、本音を言うと、教養での「看護学概論」の担当者を決める分野教授会で、（すでに「痛みへの挑戦」の担当が決まっていた）筆者は、居並ぶ看護学の先輩方を差し置いての挙手は、さすがに遠慮した。当然の成り行きとはいえ、初年度に名実ともにふさわしい人物が担当したことは正解だった。折に触れ教授から「この講義には力を入れている」という話を聞いていては、気を引き締めたものだ。秋元教授が、二〇一六年度ティーチング・アワードの優秀教育賞（中規模部門）を受賞されたと聞いたのは、実は科目担当の引き継ぎが決まった数カ月後だった（発表は翌年度の夏）。内心では担当は「願ったり、叶ったり」だったのだが、教授の受賞の話は、正直、プレッシャーにしかならなかった。用意した講義計画が、秋元教授のそれとは似ても似つかぬものだったからである。しかし、終わってみれば「看護学概論」は、副題を「――人と健康をつなぐ科学――」と変え、講義内容も激変したにもかかわらず、二年続けて学長表彰を受けた。これが意味することは、担当教師の熱意・努力もさることながら、「看護学」という学問がもつ〝威力〟のひとつの証だと考えるのは、あながち自画自賛でもないような気がする。凡《およ》そ一八〇度違った切り口で調理しても、「看護学」という伝統ある、魅力的なメニューは学生たちから高い評価を受けたのだから。

＊

二〇一九年十一月、中国武漢省で検出された新型コロナウイルス（SARS-CoV-2）は瞬く間に世界中に拡散し、二〇二〇年六月時点で患者数は世界で一千万人超、死者数も数十万人となり、人類社会を危機に陥れている。重症化する確率は高くないとされるが、短時間で症状が急変し、死に至るケースが多発している。ウイルスは生活空間に長く存在し、いとも簡単に感染するので、感染は急速に拡がり、急増する重症患者に医療が対応しきれなくなった。病態は不確かで治療法もないので、感染拡大を防ぐには、手洗いなどの予防に徹し、人との接触を避け可能な限り自宅で過ごす（Stay Home）しかない。こうした現代人にとって未曽有のコロナ禍にあって、頼れるのは医療に携わる専門職である。その意味で、本書が紹介する看護職は、今では社会から注目を浴び、尊敬されるようになったといえる。感染予防についても、今では世界中の人がその方法を熟知し、行動化できていることだろう。しかし、本症の恐ろしさを理解しない一部の人たちによって、コロナ禍の終息が見えず、利己主義や偏見が横行している。

筆者は、こんなときに本書を世に出すことをいったんは躊躇したが、今だからこそと、思いを新たにした。それは、「看護学概論」の受講生たちが書いたミニレポートを思い出したからである。総計一六〇〇枚を超えるレポートには「人生を健康に、大切に生きよう」「これからは手洗いをしっかりやろう」「人を思いやる気持ちをもとう」「自分の身体に関心をもとう」「本当にわかるとは、実行することだ」「コミュニケーションは習得できる技術だ」「看護師というプロフェッションはすごい」などなど、疲れなど吹っ飛ぶような感想に、むしろ筆者が感動したものだ。あの、看護学に関心と敬意を示してくれた学生たちは今、どんな思いで日々を過ごしているだろう。

今からでも遅くない。看護学のエッセンスを、何らかの形で、年齢、職業を問わず、世の中の人々に知っていただきたい。二十一世紀を生きる私たちの本当の人生は、コロナ禍が終わったときから始まるのだと思うからである。人々が看護（学）から、〝よく〟生きることのヒントを得、それが健康意識を高めるきっかけになるなら、それこそ看護（学）の力であり、社会への貢献だといえまいか。

【注1】：一九九七年の大学審議会答申を受けて、わが国でも大学教育の改善を目的とした大学の自己評価・自己点検が本格的に実施された。学生による授業評価（学生が教員の授業を採点する）もこれに伴って実施されるようになった。これには否定的な見解もあり、実施率は約八割といわれる。

【注2】：健康行動を起こす能力をヘルスリテラシーといい、健康教育では健康行動を起こす能力を育て、その高いモチベーションを維持することが目標とされる。

【注3】：二〇〇六年十一月に岡山市で日本看護技術学会第五回学術集会を開催した。

【注4】：京都大学大学院教授（生活環境看護学）。若村氏は看護学を学んだのち時間生物学を専攻し、看護学領域ではわが国の第一人者である。体内時計の分子レベルのメカニズムの、*in situ*（試験管内ではなく、そのままの状態でという意味）での解明を目指すユニークな研究で知られる。

【注5】：十八世紀、ドイツ観念哲学の祖で、教育者としても優れていた。カントの哲学講義があまりにも面白いので、大講堂は常に満杯、廊下の窓から受講する学生もいたほどだったという。

【注6】：「看護学概論」に先だち、筆者が担当した教養教育科目である。大学院での専門看護師がん看護コースの教科目「疼痛看護学」を一般学生向けの内容に改編して開講した。学生の要望で全学開放科目としたため、医学生や看護学生も受講した。

〈参考文献〉

・深井喜代子：Q＆Aでよくわかる看護技術の根拠本―エビデンスブック．メヂカルフレンド社．二〇〇四．

・深井喜代子・佐伯由香・福田博之編：新・看護生理学テキスト．南江堂．二〇〇八．
・深井喜代子・前田ひとみ編著：基礎看護学テキスト―ＥＢＮ志向の看護実践（改訂第二版）．南江堂．二〇一五．九一～一四〇頁．
・深井喜代子編著：新体系看護学全書　基礎看護学②　基礎看護技術Ⅰ（改訂第五版）．メヂカルフレンド社．二〇一七．九二～一六六頁．
・Potter, P.A. and Perry, A.G.: Fundamentals of Nursing: concepts, process, and practice, 3nd ed., Mosby, 1993.
・若村智子編著：生体リズムと健康．丸善出版．二〇一一．（電子版二〇一九年）
・深井喜代子編著：看護者発―痛みへの挑戦．へるす出版．二〇〇四．

著者略歴

深井 喜代子（ふかい・きよこ）

東京慈恵会医科大学医学部看護学科教授。岡山大学で動物生理学を専攻し、医大・生理学助手として自律神経反射中枢解析に従事。のちに高知女子大学（現・高知県立大学）で看護学を学び、東海大学病院で三年間臨床を経験する。川崎医療福祉大学教授、岡山大学教授（二〇〇一～二〇一八年度）を経て、二〇一九年四月より現職。現在の専門はケア技術学、疼痛看護学。医学博士（一九八六年）、看護師・保健師免許（一九九〇年）。主な著書に『新・看護生理学テキスト』（南江堂、二〇〇八年）、『基礎看護学テキスト―EBN志向の看護実践（改訂第二版）』（南江堂、二〇一五年）、『新体系看護学全書基礎看護技術Ⅰ（改訂第五版）・Ⅱ（改訂第四版）』（メヂカルフレンド社、二〇一七年）、『看護者発―痛みへの挑戦』（へるす出版、二〇〇四）、『ケア技術のエビデンスⅠ・Ⅱ・Ⅲ』（へるす出版、二〇〇六年、二〇一〇年、二〇一五年）などがある。

「Nursing Today ブックレット」の発刊にあたって

日々膨大な量の情報に曝されている私たちにとって、一体何が重要でどれが正しく適切なのかを見極めることがますます難しくなってきています。

そこで弊社では、看護やケアをめぐりいま社会で何が起きつつあるのか、各編集者のさまざまな問題意識（＝テーマ）を幅広くかつ簡潔に発信していく新しい媒体、「Nursing Today ブックレット」を企画しました。

あえてウェブでもなく、雑誌でもなく、ワンテーマだけの解説を小冊子にまとめる手段を通して、医療と社会の間に広がる多様な課題について読者の皆さまと情報を共有し、ともに考えていくための新たな視点を提案していきます。

（二〇一九年六月）

●

本書についてのご意見・ご感想、著者へのメッセージ、「Nursing Today ブックレット」で取り上げてほしいテーマなどを編集部までお寄せください。http://jnapcdc.com/BLT/m/

Nursing Today ブックレット・05

一般教養としての「看護学概論」
――Introduction《イントロダクション》 to《トゥ》 Nursing《ナーシング》

二〇二〇年七月三〇日　第一版第一刷発行　〈検印省略〉

著　者　深井喜代子《ふかいきよこ》

発　行　株式会社 日本看護協会出版会
〒一五〇-〇〇〇一
東京都渋谷区神宮前五-八-二日本看護協会ビル四階
〈注文・問合せ／書店窓口〉
電　話：〇四三六-二三-三二七一
ＦＡＸ：〇四三六-二三-三二七二
〈編集〉電　話：〇三-五三一九-七一七一
〈ウェブサイト〉https://www.jnapc.co.jp

デザイン　「Nursing Today ブックレット」編集部

印　刷　日本ハイコム株式会社

ISBN978-4-8180-2275-1